Schwangerschaftstagebuch

Zwillinge unterwegs

Schwangerschaftstagebuch
Zwillinge unterwegs

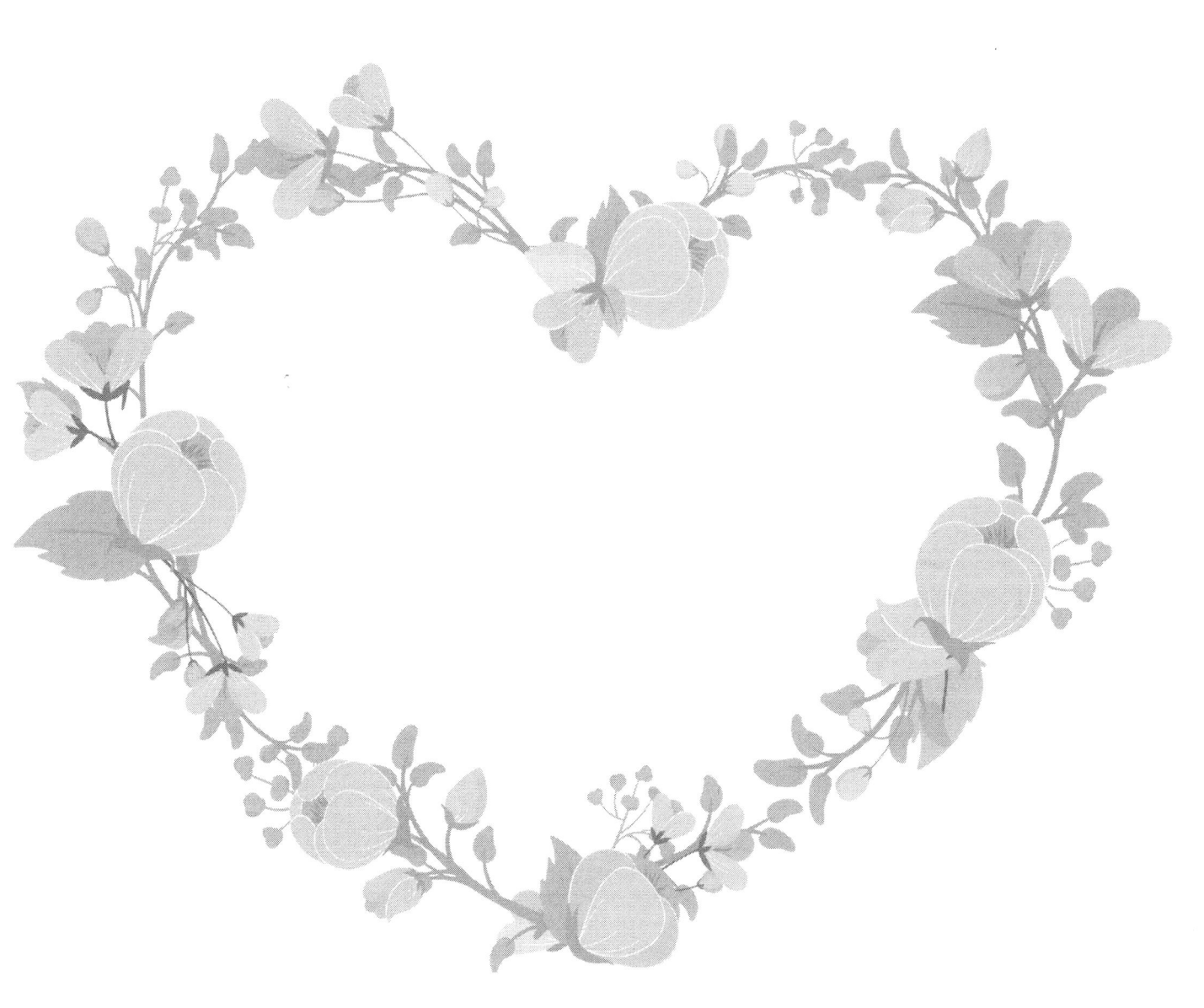

Ich bin schwanger

Datum, an dem ich es erfahren habe: _____

Wie ich es erzählt habe:

So haben meine Eltern reagiert:

Wem erzähl(t)e ich es als nächstes?

Meine ersten Gefühle und Gedanken

Namen für Jungen

Namen für Mädchen

Der erste Brief an meine Babys

Das erste Photo von meinen Babys

Datum: _____ **Notizen**

Geburtsplan

Errechnetes Datum:

Krankenhaus:

Arzt:

Wer ist mit dabei?

Geburtsmethode:

Was noch?

Notizen

Krankenhaus Vorbereitungen

Zu besorgen

Zu erledigen

Kinderzimmer Plan

Termine

	Reminder	Notizen/Themen
Datum	....	_____
SSW	....	_____
Blutdruck	....	_____
Gewicht	....	_____
Größe	....	_____
Herzrate	....	_____

Notizen

_____

_____

_____

_____

_____

_____

_____

_____

_____

Termine

	Reminder	Notizen/Themen
Datum:	....	....
SSW	....	....
Blutdruck	....	....
Gewicht	....	....
Größe	....	....
Herzrate	....	....

NOTIZEN

_____
_____
_____
_____
_____
_____
_____
_____

Termine

	Reminder	Notizen/Themen
Datum:	....	_____
SSW	....	_____
Blutdruck	....	_____
Gewicht	....	_____
Größe	....	_____
Herzrate	....	_____

NOTIZEN

Termine

	Reminder	Notizen/Themen
Datum:	....	....
SSW	....	....
Blutdruck	....	....
Gewicht	....	....
Größe	....	....
Herzrate	....	....

NOTIZEN

Termine

	Reminder	Notizen/Themen
Datum:	....	_____
SSW	....	_____
Blutdruck	....	_____
Gewicht	....	_____
Größe	....	_____
Herzrate	....	_____

NOTIZEN

Termine

	Reminder	Notizen/Themen
Datum:	....	....
SSW		
Blutdruck	....	....
Gewicht		
Größe	....	....
Herzrate	....	....

NOTIZEN

Termine

	Reminder	Notizen/Themen
Datum:	....	_____
SSW	....	_____
Blutdruck	....	_____
Gewicht	....	_____
Größe	....	_____
Herzrate	....	_____

NOTIZEN

_____
_____
_____
_____
_____
_____
_____
_____
_____

Termine

Datum:
SSW
Blutdruck
Gewicht
Größe
Herzrate

Reminder
....
....
....
....
....

Notizen/Themen
....
....
....
....
....

NOTIZEN

Termine

	Reminder	Notizen/Themen
Datum:	....	_____
SSW	....	_____
Blutdruck	....	_____
Gewicht	....	_____
Größe	....	_____
Herzrate	....	_____

NOTIZEN

_____

_____

_____

_____

_____

_____

_____

_____

Termine

	Reminder	Notizen/Themen
Datum:	....	....
SSW	....	....
Blutdruck	....	....
Gewicht	....	....
Größe	....	....
Herzrate	....	....

NOTIZEN

Termine

	Reminder	Notizen/Themen
Datum:	....	_____
SSW	....	_____
Blutdruck	....	_____
Gewicht	....	_____
Größe	....	_____
Herzrate	....	_____

NOTIZEN

_____

_____

_____

_____

_____

_____

_____

_____

Termine

Reminder   Notizen/Themen

Datum:
....
SSW
....
Blutdruck
....
Gewicht
....
Größe
....
Herzrate

NOTIZEN

Leseliste / Bücher

Noch zu klären / Merkzettel

Babyparty Gästeliste

Baby Shopping Liste

Krankenhaus Packliste

Wöchentliches Gewichtsprotokoll

Gewicht SSW									
4		13		20		27		34	
6		14		21		28		35	
8		15		22		29		36	
9		16		23		30		37	
10		17		24		31		38	
11		18		25		32		39	
12		19		26		33		40	

Gewichtsentwicklung

(kg)

115
112,5
110
107,5
105
102,5
100
97,5
95
92,5
90
85,7
85
82,5
80
77,5
75
72,5
70
67,5
65
62,5
60
57,5
55
52,5
50
47,5
45

4 5 6 7 8 9 10 11 12 13 14 15 16 17 18 19 20 21 22 23 24 25 26 27 28 29 30 31 32 33 34 35 36 37 38 39 40

Wochen

Woche ___

Wie fühle ich mich?

Zu erledigen in dieser Woche

Worüber mache ich mir Gedanken?

Was beschäftigt mich besonders?

Gedanken

Wöchentlicher Essensplan

Montag

Dienstag

Mittwoch

Donnerstag

Freitag

Samstag

Sonntag

Einkaufsliste

Tagebuch

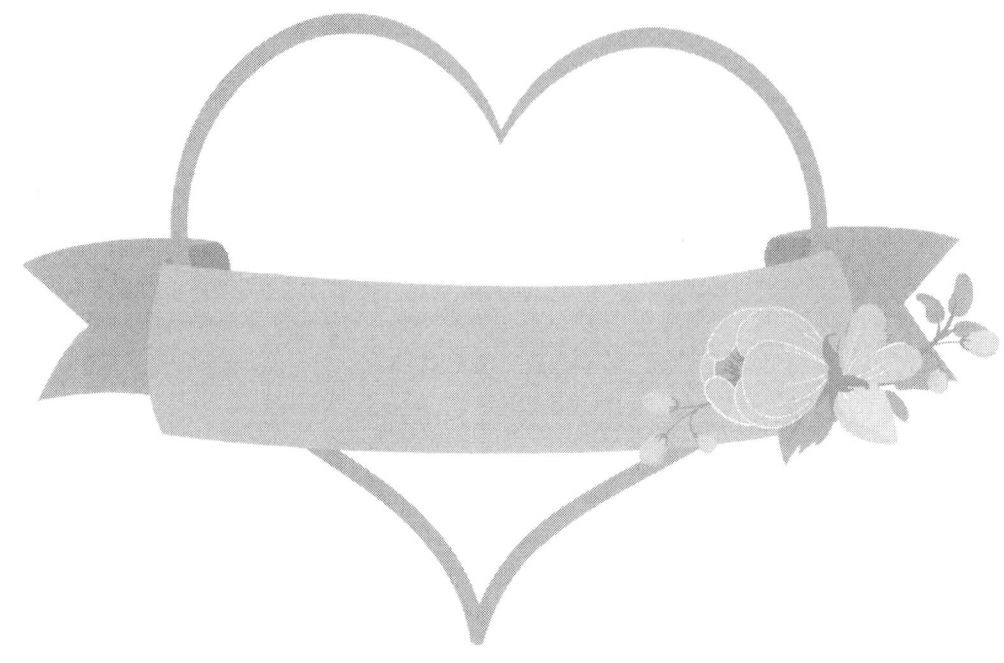

Zeichnung oder Kritzelei

Woche _____

Wie fühle ich mich?

Worüber mache ich mir Gedanken?

Was beschäftigt mich besonders?

Zu erledigen in dieser Woche

Gedanken

Wöchentlicher Essensplan

Montag

Dienstag

Mittwoch

Donnerstag

Freitag

Samstag

Sonntag

Einkaufsliste

Tagebuch

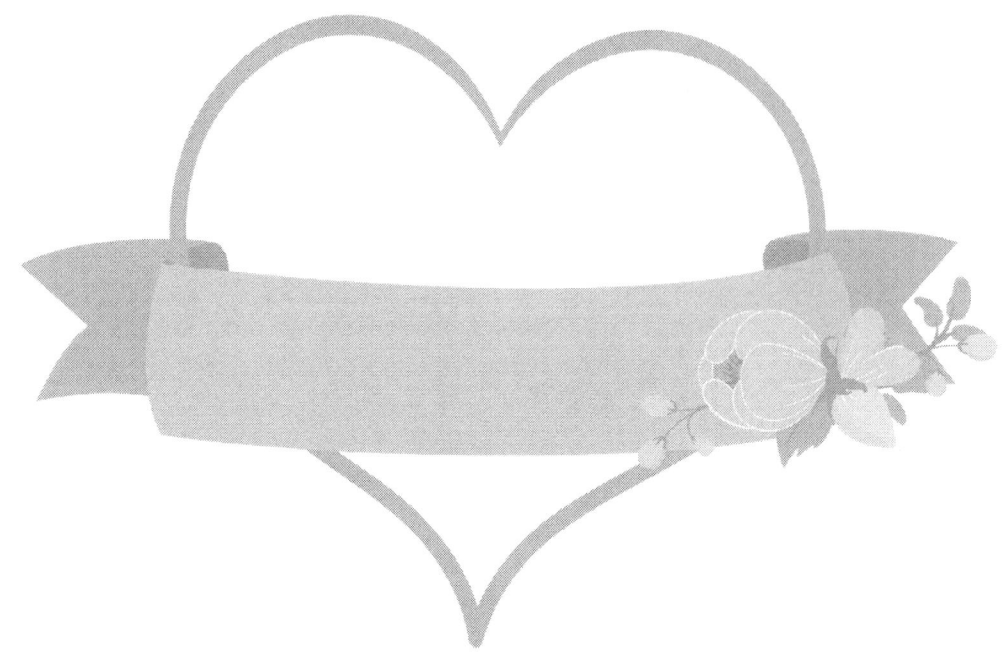

Zeichnung oder Kritzelei

Woche ___

Wie fühle ich mich?

Worüber mache ich mir Gedanken?

Was beschäftigt mich besonders?

Zu erledigen in dieser Woche

Gedanken

Wöchentlicher Essensplan

Montag

Dienstag

Mittwoch

Donnerstag

Freitag

Samstag

Sonntag

Einkaufsliste

Tagebuch

Zeichnung oder Kritzelei

Woche ___

Wie fühle ich mich?

Zu erledigen in dieser Woche

Worüber mache ich mir Gedanken?

Was beschäftigt mich besonders?

Gedanken

Wöchentlicher Essensplan

Montag

Dienstag

Mittwoch

Donnerstag

Freitag

Samstag

Sonntag

Einkaufsliste

Tagebuch

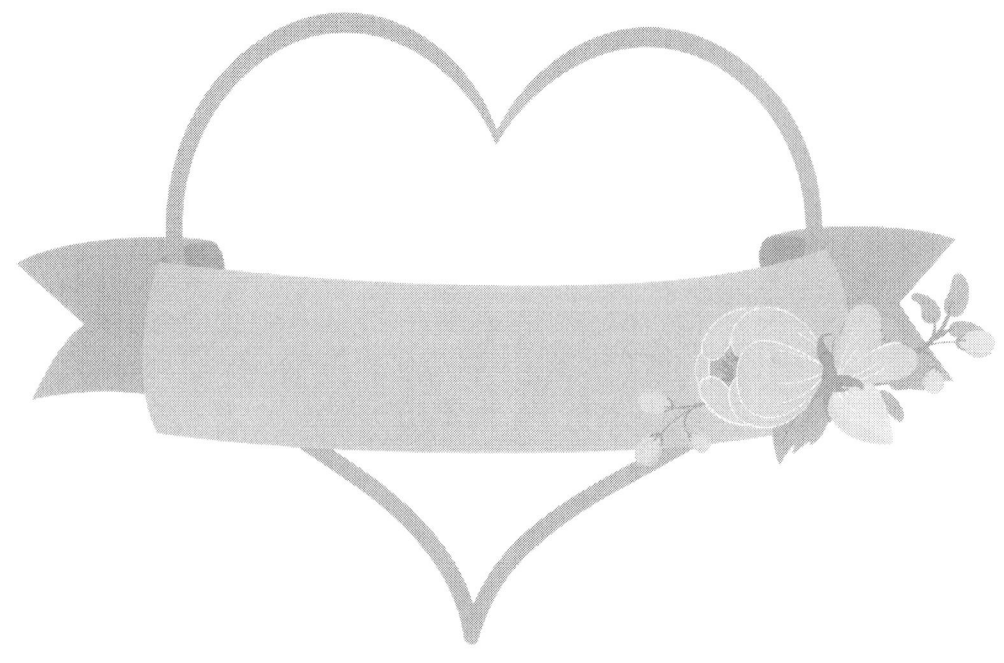

Zeichnung oder Kritzelei

Woche ___

Wie fühle ich mich?

Zu erledigen in dieser Woche

Worüber mache ich mir Gedanken?

Was beschäftigt mich besonders?

Gedanken

Wöchentlicher Essensplan

Montag

Dienstag

Mittwoch

Donnerstag

Freitag

Samstag

Sonntag

Einkaufsliste

Tagebuch

Zeichnung oder Kritzelei

Woche ____

Wie fühle ich mich?

Zu erledigen in dieser Woche

Worüber mache ich mir Gedanken?

Was beschäftigt mich besonders?

Gedanken

Wöchentlicher Essensplan

Montag

Dienstag

Mittwoch

Donnerstag

Freitag

Samstag

Sonntag

Einkaufsliste

Tagebuch

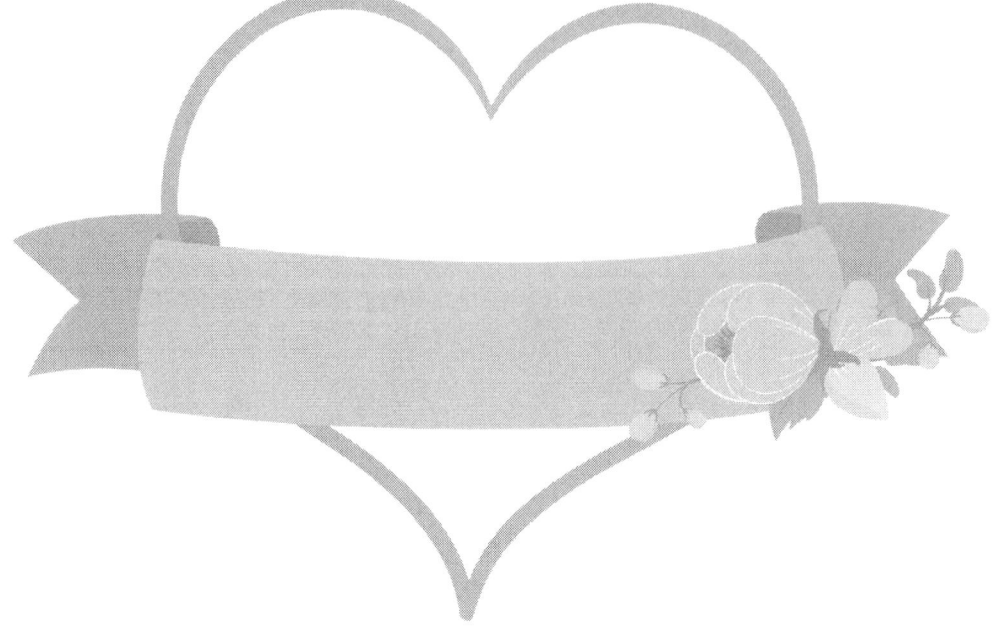

Zeichnung oder Kritzelei

Woche ____

Wie fühle ich mich?

Zu erledigen in dieser Woche

Worüber mache ich mir Gedanken?

Was beschäftigt mich besonders?

Gedanken

Wöchentlicher Essensplan

Montag

Dienstag

Mittwoch

Donnerstag

Freitag

Samstag

Sonntag

Einkaufsliste

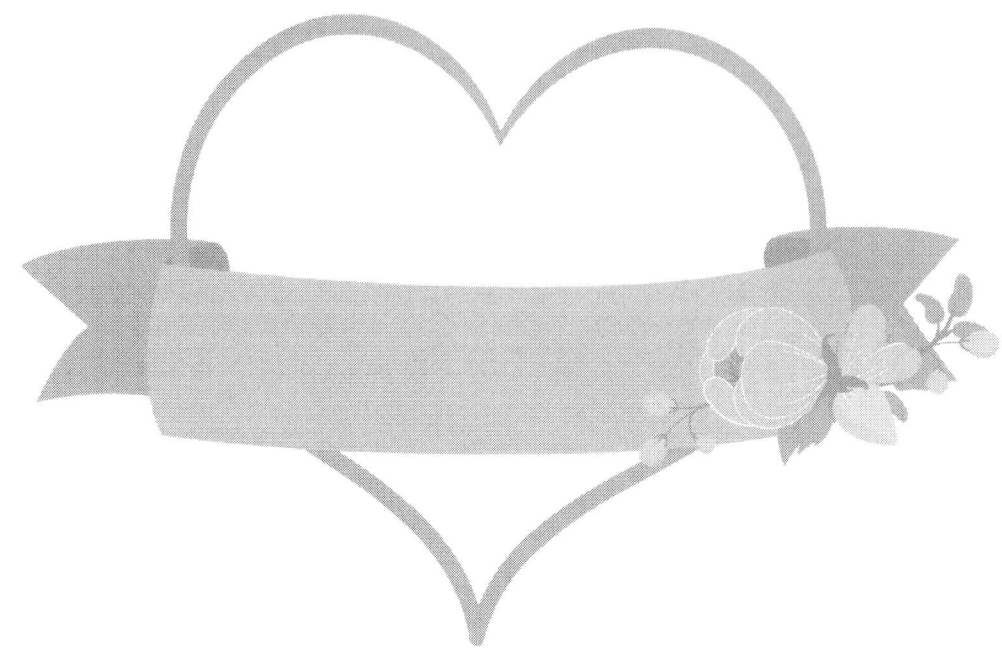

Tagebuch

Zeichnung oder Kritzelei

Woche _____

Wie fühle ich mich?

Zu erledigen in dieser Woche

Worüber mache ich mir Gedanken?

Was beschäftigt mich besonders?

Gedanken

Wöchentlicher Essensplan

Montag

Dienstag

Mittwoch

Donnerstag

Freitag

Samstag

Sonntag

Einkaufsliste

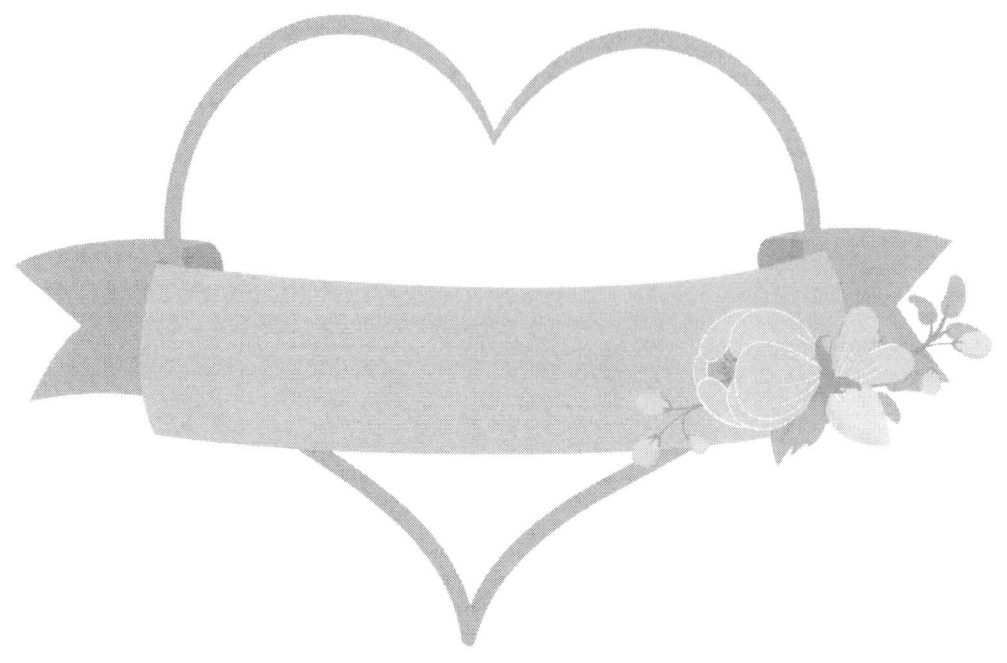

Tagebuch

Zeichnung oder Kritzelei

Woche _____

Wie fühle ich mich?

Zu erledigen in dieser Woche

Worüber mache ich mir Gedanken?

Was beschäftigt mich besonders?

Gedanken

Wöchentlicher Essensplan

Montag

Dienstag

Mittwoch

Donnerstag

Freitag

Samstag

Sonntag

Einkaufsliste

Tagebuch

Zeichnung oder Kritzelei

Woche ____

Wie fühle ich mich?

Zu erledigen in dieser Woche

Worüber mache ich mir Gedanken?

Was beschäftigt mich besonders?

Gedanken

Wöchentlicher Essensplan

Montag

Dienstag

Mittwoch

Donnerstag

Freitag

Samstag

Sonntag

Einkaufsliste

Tagebuch

Zeichnung oder Kritzelei

Woche ____

Wie fühle ich mich?

Zu erledigen in dieser Woche

Worüber mache ich mir Gedanken?

Was beschäftigt mich besonders?

Gedanken

Wöchentlicher Essensplan

Montag

Dienstag

Mittwoch

Donnerstag

Freitag

Samstag

Sonntag

Einkaufsliste

Tagebuch

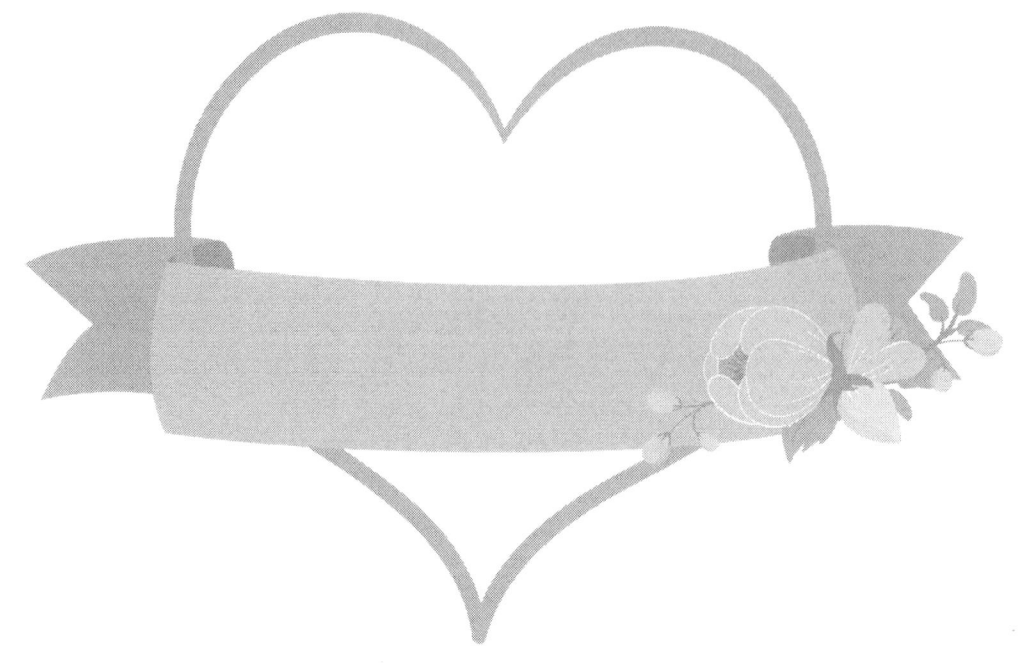

Zeichnung oder Kritzelei

Woche _____

Wie fühle ich mich?

Zu erledigen in dieser Woche

Worüber mache ich mir Gedanken?

Was beschäftigt mich besonders?

Gedanken

Wöchentlicher Essensplan

Montag

Dienstag

Mittwoch

Donnerstag

Freitag

Samstag

Sonntag

Einkaufsliste

Tagebuch

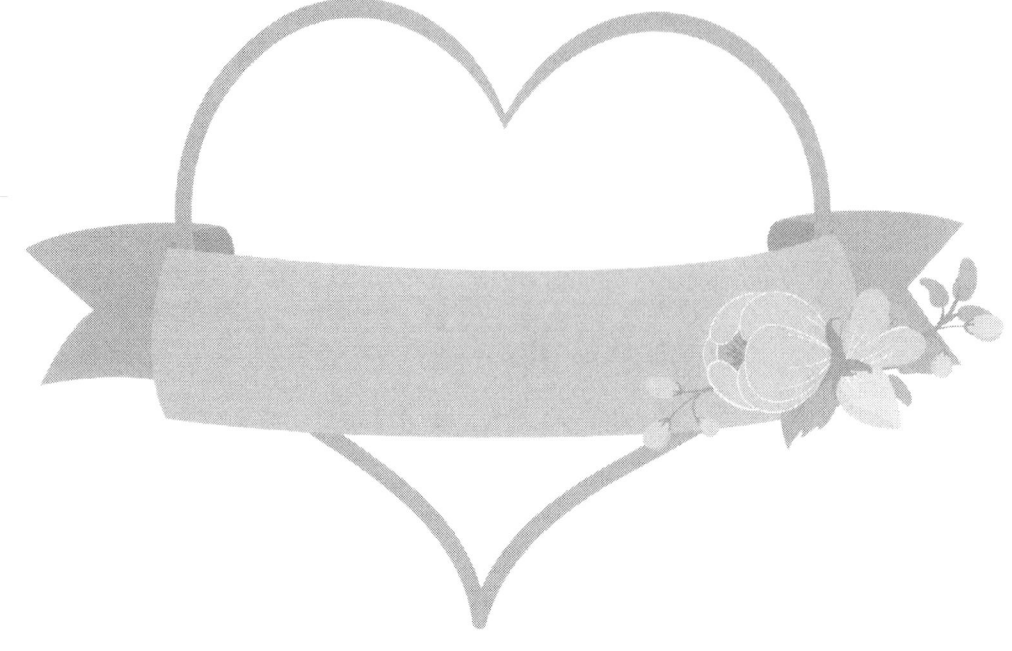

Zeichnung oder Kritzelei

Woche

Wie fühle ich mich?

Zu erledigen in dieser Woche

Worüber mache ich mir Gedanken?

Was beschäftigt mich besonders?

Gedanken

Wöchentlicher Essensplan

Montag

Dienstag

Mittwoch

Donnerstag

Freitag

Samstag

Sonntag

Einkaufsliste

Tagebuch

Zeichnung oder Kritzelei

Woche _____

Wie fühle ich mich?

Zu erledigen in dieser Woche

Worüber mache ich mir Gedanken?

Was beschäftigt mich besonders?

Gedanken

Wöchentlicher Essensplan

Montag

Dienstag

Mittwoch

Donnerstag

Freitag

Samstag

Sonntag

Einkaufsliste

Tagebuch

Zeichnung oder Kritzelei

Woche _____

Wie fühle ich mich?

Zu erledigen in dieser Woche

Worüber mache ich mir Gedanken?

Was beschäftigt mich besonders?

Gedanken

Wöchentlicher Essensplan

Montag

Dienstag

Mittwoch

Donnerstag

Freitag

Samstag

Sonntag

Einkaufsliste

Tagebuch

Zeichnung oder Kritzelei

Woche ____

Wie fühle ich mich?

Zu erledigen in dieser Woche

Worüber mache ich mir Gedanken?

Was beschäftigt mich besonders?

Gedanken

Wöchentlicher Essensplan

Montag

Dienstag

Mittwoch

Donnerstag

Freitag

Samstag

Sonntag

Einkaufsliste

Tagebuch

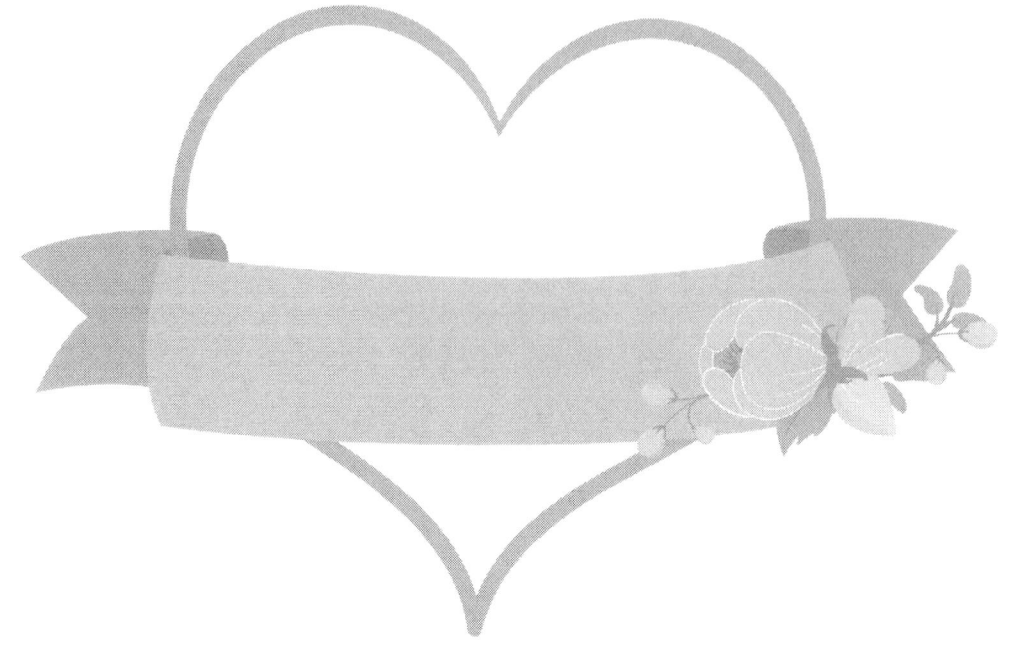

Zeichnung oder Kritzelei

Woche ____

Wie fühle ich mich?

Zu erledigen in dieser Woche

Worüber mache ich mir Gedanken?

Was beschäftigt mich besonders?

Gedanken

Wöchentlicher Essensplan

Montag

Dienstag

Mittwoch

Donnerstag

Freitag

Samstag

Sonntag

Einkaufsliste

Tagebuch

Zeichnung oder Kritzelei

Woche _____

Wie fühle ich mich?

Zu erledigen in dieser Woche

Worüber mache ich mir Gedanken?

Was beschäftigt mich besonders?

Gedanken

Wöchentlicher Essensplan

Montag

Dienstag

Mittwoch

Donnerstag

Freitag

Samstag

Sonntag

Einkaufsliste

Tagebuch

Zeichnung oder Kritzelei

Woche _____

Wie fühle ich mich?

Worüber mache ich mir Gedanken?

Was beschäftigt mich besonders?

Zu erledigen in dieser Woche

Gedanken

Wöchentlicher Essensplan

Montag

Dienstag

Mittwoch

Donnerstag

Freitag

Samstag

Sonntag

Einkaufsliste

Tagebuch

Zeichnung oder Kritzelei

Woche ____

Wie fühle ich mich?

Worüber mache ich mir Gedanken?

Was beschäftigt mich besonders?

Zu erledigen in dieser Woche

Gedanken

Wöchentlicher Essensplan

Montag

Dienstag

Mittwoch

Donnerstag

Freitag

Samstag

Sonntag

Einkaufsliste

Tagebuch

Zeichnung oder Kritzelei

Woche _____

Wie fühle ich mich?

Worüber mache ich mir Gedanken?

Was beschäftigt mich besonders?

Zu erledigen in dieser Woche

Gedanken

Wöchentlicher Essensplan

Montag

Dienstag

Mittwoch

Donnerstag

Freitag

Samstag

Sonntag

Einkaufsliste

Tagebuch

Zeichnung oder Kritzelei

Woche ___

Wie fühle ich mich?

Worüber mache ich mir Gedanken?

Was beschäftigt mich besonders?

Zu erledigen in dieser Woche

Gedanken

Wöchentlicher Essensplan

Montag

Dienstag

Mittwoch

Donnerstag

Freitag

Samstag

Sonntag

Einkaufsliste

Tagebuch

Zeichnung oder Kritzelei

Woche _____

Wie fühle ich mich?

Zu erledigen in dieser Woche

Worüber mache ich mir Gedanken?

Was beschäftigt mich besonders?

Gedanken

Wöchentlicher Essensplan

Montag

Dienstag

Mittwoch

Donnerstag

Freitag

Samstag

Sonntag

Einkaufsliste

Tagebuch

Zeichnung oder Kritzelei

Woche _____

Wie fühle ich mich?

Worüber mache ich mir Gedanken?

Was beschäftigt mich besonders?

Zu erledigen in dieser Woche

Gedanken

Wöchentlicher Essensplan

Montag

Dienstag

Mittwoch

Donnerstag

Freitag

Samstag

Sonntag

Einkaufsliste

Tagebuch

Zeichnung oder Kritzelei

Woche ___

Wie fühle ich mich?

Zu erledigen in dieser Woche

Worüber mache ich mir Gedanken?

Was beschäftigt mich besonders?

Gedanken

Wöchentlicher Essensplan _____

Montag

Dienstag

Mittwoch

Donnerstag

Freitag

Samstag

Sonntag

Einkaufsliste

Tagebuch

Zeichnung oder Kritzelei

Woche _____

Wie fühle ich mich?

Worüber mache ich mir Gedanken?

Was beschäftigt mich besonders?

Zu erledigen in dieser Woche

Gedanken

Wöchentlicher Essensplan

Montag

Dienstag

Mittwoch

Donnerstag

Freitag

Samstag

Sonntag

Einkaufsliste

Tagebuch

Zeichnung oder Kritzelei

Woche _____

Wie fühle ich mich?

Zu erledigen in dieser Woche

Worüber mache ich mir Gedanken?

Was beschäftigt mich besonders?

Gedanken

Wöchentlicher Essensplan

Montag

Dienstag

Mittwoch

Donnerstag

Freitag

Samstag

Sonntag

Einkaufsliste

Tagebuch

Zeichnung oder Kritzelei

Woche ___

Wie fühle ich mich?

Zu erledigen in dieser Woche

Worüber mache ich mir Gedanken?

Was beschäftigt mich besonders?

Gedanken

Wöchentlicher Essensplan _____

Montag

Dienstag

Mittwoch

Donnerstag

Freitag

Samstag

Sonntag

Einkaufsliste

Tagebuch

Zeichnung oder Kritzelei

Woche ____

Wie fühle ich mich?

Worüber mache ich mir Gedanken?

Was beschäftigt mich besonders?

Zu erledigen in dieser Woche

Gedanken

Wöchentlicher Essensplan

Mon–day

Dienstag

Mittwoch

Donnerstag

Freitag

Samstag

Sonntag

Einkaufsliste

Tagebuch

Zeichnung oder Kritzelei

Woche ____

Wie fühle ich mich?

Worüber mache ich mir Gedanken?

Was beschäftigt mich besonders?

Zu erledigen in dieser Woche

Gedanken

Wöchentlicher Essensplan

Montag

Dienstag

Mittwoch

Donnerstag

Freitag

Samstag

Sonntag

Einkaufsliste

Tagebuch

Zeichnung oder Kritzelei

Woche ____

Wie fühle ich mich?

Worüber mache ich mir Gedanken?

Was beschäftigt mich besonders?

Zu erledigen in dieser Woche

Gedanken

Wöchentlicher Essensplan

Montag

Dienstag

Mittwoch

Donnerstag

Freitag

Samstag

Sonntag

Einkaufsliste

Tagebuch

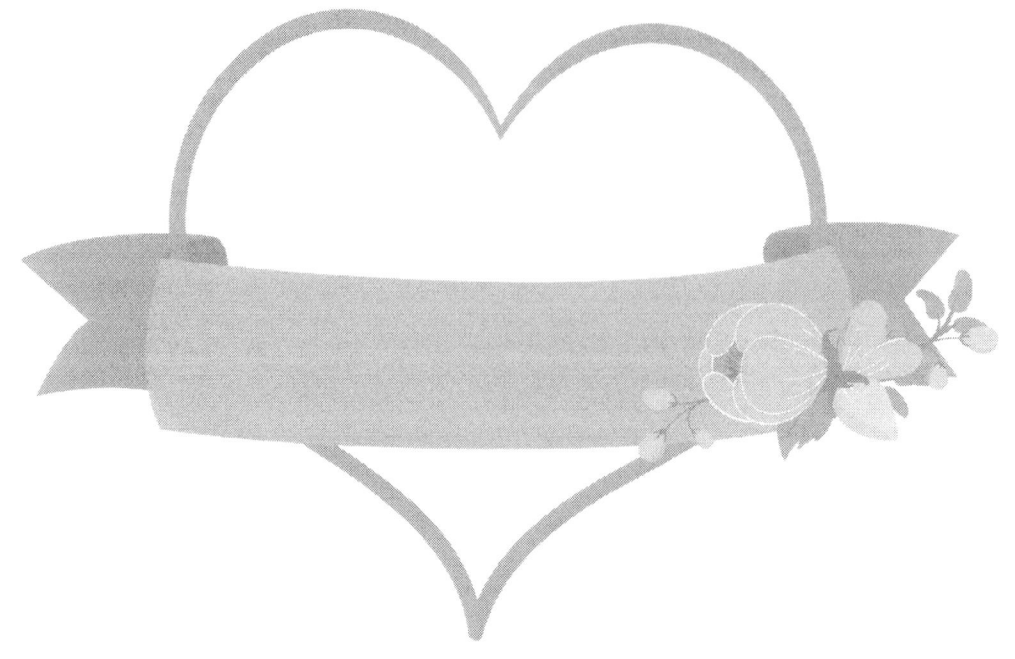

Zeichnung oder Kritzelei

Woche ____

Wie fühle ich mich?

Zu erledigen in dieser Woche

Worüber mache ich mir Gedanken?

Was beschäftigt mich besonders?

Gedanken

Wöchentlicher Essensplan

Montag

Dienstag

Mittwoch

Donnerstag

Freitag

Samstag

Sonntag

Einkaufsliste

Tagebuch

Zeichnung oder Kritzelei

Woche _____

Wie fühle ich mich?

Worüber mache ich mir Gedanken?

Was beschäftigt mich besonders?

Zu erledigen in dieser Woche

Gedanken

Wöchentlicher Essensplan

Montag

Dienstag

Mittwoch

Donnerstag

Freitag

Samstag

Sonntag

Einkaufsliste

Tagebuch

Zeichnung oder Kritzelei

Woche _____

Wie fühle ich mich?

Zu erledigen in dieser Woche

Worüber mache ich mir Gedanken?

Was beschäftigt mich besonders?

Gedanken

Wöchentlicher Essensplan

Montag

Dienstag

Mittwoch

Donnerstag

Freitag

Samstag

Sonntag

Einkaufsliste

Tagebuch

Zeichnung oder Kritzelei

Woche _____

Wie fühle ich mich?

Zu erledigen in dieser Woche

Worüber mache ich mir Gedanken?

Was beschäftigt mich besonders?

Gedanken

Wöchentlicher Essensplan

Montag

Dienstag

Mittwoch

Donnerstag

Freitag

Samstag

Sonntag

Einkaufsliste

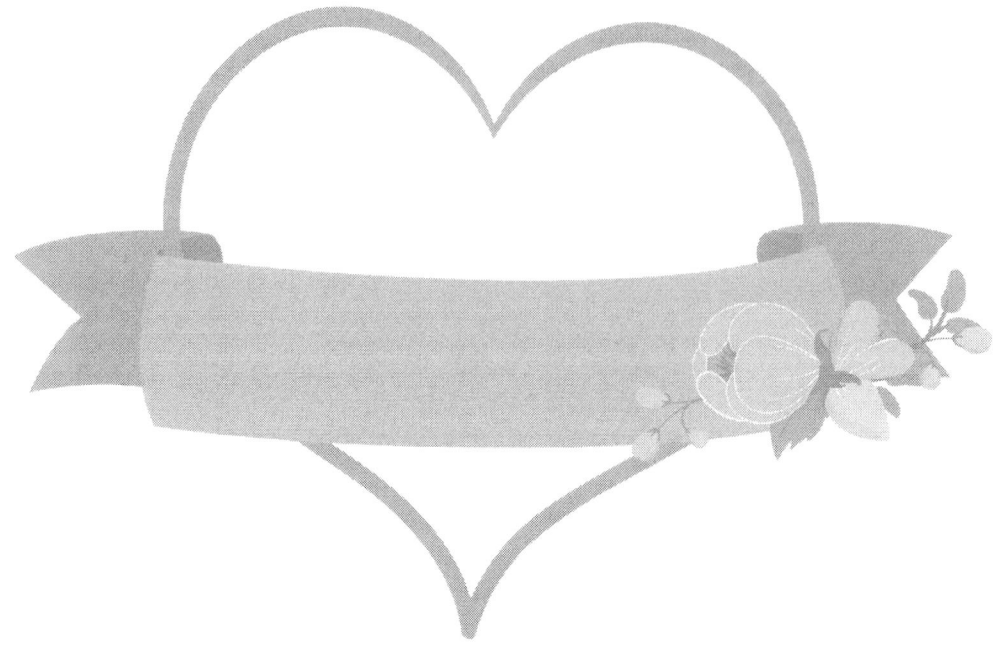

Tagebuch

Zeichnung oder Kritzelei

Woche _____

Wie fühle ich mich?

Worüber mache ich mir Gedanken?

Was beschäftigt mich besonders?

Zu erledigen in dieser Woche

Gedanken

Wöchentlicher Essensplan

Montag

Dienstag

Mittwoch

Donnerstag

Freitag

Samstag

Sonntag

Einkaufsliste

Tagebuch

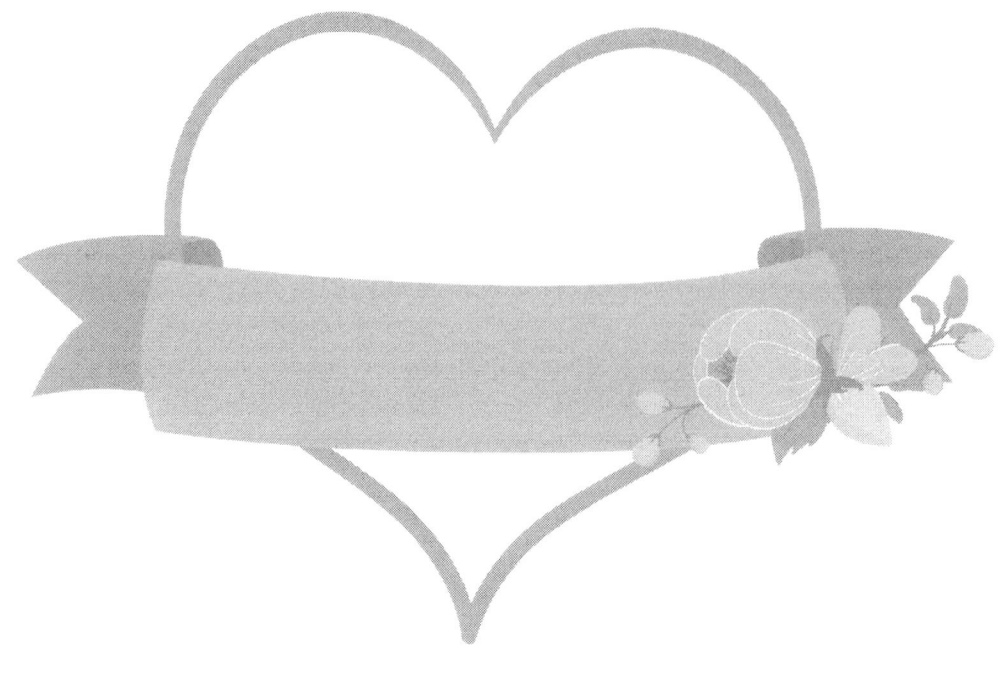

Zeichnung oder Kritzelei

Woche _____

Wie fühle ich mich?

Zu erledigen in dieser Woche

Worüber mache ich mir Gedanken?

Was beschäftigt mich besonders?

Gedanken

Wöchentlicher Essensplan

Montag

Dienstag

Mittwoch

Donnerstag

Freitag

Samstag

Sonntag

Einkaufsliste

Tagebuch

Zeichnung oder Kritzelei

Woche ____

Wie fühle ich mich?

Worüber mache ich mir Gedanken?

Was beschäftigt mich besonders?

Zu erledigen in dieser Woche

Gedanken

Wöchentlicher Essensplan

Montag

Dienstag

Mittwoch

Donnerstag

Freitag

Samstag

Sonntag

Einkaufsliste

Tagebuch

Zeichnung oder Kritzelei

Woche _____

Wie fühle ich mich?

Zu erledigen in dieser Woche

Worüber mache ich mir Gedanken?

Was beschäftigt mich besonders?

Gedanken

Wöchentlicher Essensplan

Montag

Dienstag

Mittwoch

Donnerstag

Freitag

Samstag

Sonntag

Einkaufsliste

Tagebuch

Zeichnung oder Kritzelei

Tagebuch / Gedanken / Mein Brief

Printed in Poland
by Amazon Fulfillment
Poland Sp. z o.o., Wrocław